AF401361

LE CHOLÉRA

EST-IL CONTAGIEUX?

PUBLICATIONS DU MÊME AUTEUR.

Sur les épis de blé introduits dans les voies aériennes (*dans les Bulletins de la Société Anatomique*).

Sur la paralysie de la 3ᵉ et 5ᵉ paires de nerfs (*dans les Archives de médecine*).

Sur l'amputation partielle du pied (*dans la Gazette médicale*).

Sur l'opération de l'empyème, et sur un nouvel instrument pour cette opération (*dans le journal l'Esculape*).

Sur les calculs salivaires (*dans les Archives de médecine*).

Mémoire sur le ramollissement des os en général et sur celui du nommé Potiron en particulier.

Sur les hémorrhagies opiniâtres à la suite de l'amputation des amygdales (*dans l'Union médicale*).

Recherches sur les maladies des os (Ostéomalacie.)

De la Contagion dans les maladies.

Paris. — Imp. Moquet rue des Fossés-Saint-Jacques, 11.

LE CHOLÉRA

EST - IL CONTAGIEUX?

Mémoire lu à la Société des médecins des hôpitaux de Paris,
le 22 novembre 1865.

PAR

LE DOCTEUR STANSKI,

Ancien Interne des Hôpitaux
etc., etc.

PARIS

J.-B. BAILLIÈRE et FILS

LIBRAÎRES DE L'ACADÉMIE IMPÉRIALE DE MÉDECINE

rue Hautefeuille, 19.

Londres,	Madrid,	New-York,
HIPPOLYTE BAILLIÈRE.	C. BAILLY-BAILLIÈRE.	CH. BAILLIÈRE.

LEIPZIG, E. JUNG-TREUTTEL, QUERSTRASSE, 10.

1866

LE CHOLÉRA

Est-il contagieux ?

LU A LA SOCIÉTÉ DES MÉDECINS DES HOPITAUX DE PARIS,
LE 22 NOVEMBRE 1865.

Messieurs,

En présence d'une épidémie meurtrière chaque médecin apporte son tribut de lumière, soit en exposant l'historique du développement et de la marche du choléra, soit en traçant des règles d'hygiène, soit en donnant les signes et les symptômes réclamant de prompts secours de la médecine ; mais jusqu'à présent personne ne s'est prononcé avec quelque certitude sur une question de la plus haute importance, celle de savoir si le choléra est contagieux ou non.

Cependant pour être dans le vrai, je ne dois pas oublier que la Société des médecins des hôpitaux, en demandant l'isolement des cholériques dans ces établissements, s'est prononcée implicitement pour l'affirmative. Je crois donc pouvoir compter sur une attention indulgente de votre part, car seul de mon opinion dans cette enceinte, je parle devant une assemblée de contagionistes.

La contagion dans le choléra est la question capitale ; car si celui-ci est réellement contagieux comme vous semblèz le croire plus encore que le public, il ne suffit pas d'isoler les cholériques ; il faut encore organiser la manière de leur donner des soins d'une toute autre manière, que cela se fait actuellement, si, d'un côté, l'humanité exige que les malades ne soient pas abandonnés sans secours, quelle que puisse être, d'ailleurs, la communicabilité de leur maladie, d'un autre côté, elle exige qu'on expose le moins de personnes possible à la contagion et à une mort presque certaine, que ces personnes soient leurs parents, ou étrangères à leur famille. Admettez que la rage ou la pustule maligne puissent se communiquer à distance avec la même certitude que par inoculation directe, on mettrait à l'isolement la plus grande rigueur pour éviter l'accusation d'homicide par imprudence.

Heureusement que cette claustration est sans objet pour le choléra, attendu que l'affection n'est pas contagieuse. Mon espoir de vous ramener à mon opinion repose sur l'usage, que je compte faire des principes exposés dans une précédente publication, sur la communication des opinions de quelques hommes éminents, sur la critique des erreurs de faits et arguments, dont se servent mes adversaires, et enfin par la critique du travail de M. Buquoy.

Désirant vous faire bien sentir le motif de mes convictions et mettre une suite dans l'exposé de mes idées, je m'efforcerai, Messieurs, de préciser des termes, qui, du reste, ne vous sont pas inconnus.

Pour qu'il y ait contagion immédiate ou médiate si vous le voulez, il faut :

1° Une personne atteinte d'une maladie déterminée;

2° Un principe élaboré par l'organisme de la personne malade, ce principe transmet la même maladie à

3° Une personne saine.

Une de ces trois conditions manquant, la contagion n'a pas lieu. Ce principe contagieux venant d'une personne malade et communiquant à une personne saine, la même maladie, s'appelle, comme vous le savez, *virus*.

Or, le virus propre aux maladies incontestablement contagieuses ne se présente que sous la forme liquide. La forme gazeuse reste jusqu'à présent à l'état d'hypothèse, et n'a été admise par les contagionistes, que pour expliquer la contagion à distance. Il est vrai que dans l'impossibilité de démontrer l'existence du virus gazeux, les contagionistes faisant une concession, le nomment *miasme* ; et comme ce mot n'implique pas l'idée de la contagion, témoin le miasme de la fièvre intermittente, etc.; ils ont soin de lui adjoindre l'adjectif *contagieux,* ils croient ainsi résoudre la question et échapper à la démonstration.

Voyons quelle différence il y a entre les mots *virus gazeux* et *miasme contagieux. Virus* signifie un principe contagieux, et *gazeux* quelque chose, qui est volatil et suspendu dans l'air; *miasme* signifie quelque chose qui est volatil et suspendu dans l'air, et *contagieux* implique l'idée de virus. De telle sorte que, et je vous prie de me pardonner une comparaison un peu triviale dans une question aussi sérieuse, si je dis virus gazeux, je dis *verjus,* et si l'on dit miasme contagieux, on dit *jus vert.* Dans cette occurrence, conservons l'expression de virus gazeux consacrée par la science. Or le virus gazeux, ou si l'on préfère, le miasme ou le germe contagieux, n'a été démontré ni par nos sens, comme cela arrive pour les odeurs, les couleurs ou le son; ni par l'analyse chimique, comme on démontre l'acide carbonique, la vapeur d'eau et tous les gaz, qui se trouvent suspendus dans l'air; ni par les expériences physiques, comme pour l'électricité, le magnétisme terrestre ou l'attraction; ni par le microscope, qui nous fait voir les plus petits animalcules ainsi que leurs germes; ni par un raisonnement, car on ne trouve rien d'analogue dans les maladies des hommes pour conclure par induction; ni par l'inoculation, ni enfin par la constance de ses manifestations.

Puisque le virus gazeux ne peut être démontré d'aucune manière dans les épidémies, cela tient à ce qu'il n'existe pas, partant la contagion ne peut avoir lieu. Je sais qu'il est fort commode d'admettre la contagion pour expliquer la propagation du choléra, sa cause nous étant inconnue, on a une réponse toute faite pour soi-même et pour le public, mais en se contentant d'une explication, en apparence plausible et au fond imaginaire, on ne cherche pas à pénétrer la véritable cause de la maladie, et on sème des alarmes et des inquiétudes aussi inutiles que mal justifiées.

J'ai lu dans les journaux de médecine que des arguments pleins de force de MM. Fauvel, Guérard, Hérard et Gubler, ainsi que le rapport de M. Buquoy, entraînèrent l'opinion de la société en faveur de la contagion du choléra. Nous examinerons plus loin les arguments et les appréciations de notre rapporteur ; mais je dois déclarer déjà ici, qu'il est on ne peut plus regrettable, que les puissantes raisons des savants confrères précités n'aient pas été livrées à la publicité. Je reconnais l'importance de convaincre les membres de la société des médecins des hôpitaux de Paris, mais il me semble non moins important d'éclairer tout le corps médical sur une question aussi grave et aussi controversée que la contagion dans le choléra, et cela d'autant plus que l'infaillibilité se circonscrit de plus en plus à la capitale de la catholicité, tandis que diminue le nombre des médecins qui veulent *jurare in verba magistri*.

J'ai dit en commençant que je n'admets pas la contagion dans le choléra ; j'espère, Messieurs, que vous n'attendez pas de moi des preuves négatives, qui ne sauraient exister, c'est à vous, qui y croyez, à en donner des preuves convainquantes, puisque les seules preuves, ayant une apparence positive, que l'on puisse m'opposer, résultent de ce fait : que deux ou trois personnes vivant ensemble ou dans la même maison, sont frappées successivement de l'épidémie. Mais de ce que deux ou trois personnes restant dans le même appartement od dans le même édifice sont atteintes d'un rhumatisme aigu, d'une flexion de poitrine, d'une névralgie sciatique ou d'un coryza s'ensuit-il que ces maladies soient contagieuses ? Évidemment, non. Des personnes vivant dans les mêmes conditions, rien que de naturel qu'elles soient atteintes de la même maladie. On affirmera encore qu'une personne, sortant d'un foyer épidémique, a porté le choléra dans une autre localité, sans tenir compte ni de l'inexactitude des faits, ni de ce que cette personne n'a pas propagé cette épidémie le long de son chemin, ni des voyageurs précédents, qui, venant des mêmes endroits, n'ont pas apporté le choléra avec eux, par la raison que le temps de son développement n'était pas encore arrivé. Je viens de parler de l'inexactitude des faits, et sans rappeler ce qui s'est passé à ce sujet entre Chervin et ses adversaires à l'époque de la discussion sur la fièvre jaune ; je puis vous citer une relation toute récente de M. Espagne, qui, dans la *Gazette hebdomadaire*, rapporte ceci : « **On** *a raconté* le fait suivant, très favorable à la contagion. Un individu venant d'un village *dont il ne connaît même pas bien exactement le nom*, situé à six lieues de Salonique, étant venu au lazaret pour porter du charbon ou pour tout autre motif, acheta en cachette d'un gardien des vêtements ayant appartenu à des cholériques. Il retourna dans son village où il n'existait encore aucune trace de choléra. Le soir même il fut atteint et succomba ; sa fille mourut quelques heures après. Plusieurs de ceux qui les avaient soignés furent également frappés, et le mal se propagea dans le village. Tout le monde déserta, ou se répandit dans les champs, et l'épidémie cessa ! » Peut-on citer un fait de moins d'importance et de moins d'authenticité ! On ne connaît même pas bien le nom du village ; ce fait n'est qu'un simple ouï-dire, quelle caution peut-on avoir de son exactitude ? et les contagionistes n'omettront pas de l'admettre à l'appui de leur thèse. Je ne pense pas que M. Espagne prenne

pour une preuve de la contagion du choléra sa cessa-
tion après la désertion générale, cela devait arriver
d'après le proverbe populaire : « Le combat finit faute
de combattants. » Je vous dirai encore à ce propos,
que, rue du Sentier, 32, un garçon de magasin a
succombé le 15 octobre passé à un choléra foudroyant.
J'ai visité le malade à ses derniers moments et, douze
jours après, on m'a soutenu ailleurs que deux garçons
de magasin étaient morts dans la même maison ; véri-
fication faite, il s'est trouvé que le décès et l'enterre-
ment avaient été pris pour deux morts.

Voulez-vous une preuve évidente que des voyageurs
peuvent se transporter impunément d'un foyer cholérique dans des localités exemptes d'épidémie et même
communiquer avec le précédent ? Nous vous citerons
le grand nombre des Toulonais et des Marseillais qui
se sont réfugiés à Lyon sans infecter cette ville ;
tandis que Paris, bien moins exposé à leur contact,
s'est trouvé envahi par la maladie. Il est vrai que
vous allez me répondre par l'exemple des pèlerins de
la Mecque, apportant le choléra jusqu'à Alexandrie ;
mais avez-vous donc oublié la marche de la maladie
et son invasion à Paris, dans les épidémies précédentes
sans appui de ces pélerins ? Vous ne voyez donc pas
qu'après avoir suivi les bords de la mer Rouge jusqu'à
Suez, et, de là à Alexandrie, il n'a pas suivi les pèlerins sur les bords africains de la Méditerranée, où la

plupart doivent être rentrés, et qu'il est naturel que ce fléau se maintienne dans un centre de population exténuée, comme est une caravane ?

Une autre erreur trop répandue, et sur laquelle on s'appuie pour soutenir l'idée de la contagion, est de considérer comme négatif le fait d'un cholérique mourant sans avoir eu de relations avec des cholériques et sans communiquer sa maladie à son entourage; mais plus négatif est encore le fait d'un cholérique succombant à la proximité d'un autre, ou bien l'exemple que je vais vous citer : rue Traversière-Saint-Antoine, un ouvrier perd, le 7 octobre passé, un enfant de trois ans, et, le lendemain, sa mère succombe au choléra aussi; s'en suit-il qu'il y ait eu contagion? Le fait ne le dit pas par lui-même; ce sont les médecins qui l'affirment. Mais quand j'avance qu'un enfant de dix-huit mois, à La Chapelle, et un garçon de magasin, rue du Sentier, ont succombé à un choléra foudroyant, sans avoir eu de relation avec des cholériques, et sans l'avoir communiqué à personne, ce sont là des faits positifs, qui parlent d'eux-mêmes. Je vous cite deux faits isolés, pour bien expliquer ma façon d'envisager, et pour bien vous faire comprendre ce qui, à mes yeux, est un fait positif ou négatif. Car, quant au nombre des faits analogues positifs et parfaitement constatés dans les épidémies précédentes, ou celle qui règne actuellement, vous savez aussi bien que moi à quel chiffre ils s'élèvent.

Des salles spéciales ont été affectées aux cholériques dans les hôpitaux ; cette mesure n'a nullement empêché le développement de la maladie dans les autres salles ; le résultat le plus clair en a été de déprimer le moral de ceux qui, des salles communes, y étaient transportés ; car ce transport leur apprend la maladie dont ils sont atteints et le danger dont ils sont menacés. J'invoque, Messieurs, à ce sujet, votre témoignage, sachant que je parle à des hommes sérieux, et que nul, entre vous, ne voudrait soutenir ses convictions *per fas et nefas.*

Considérez, enfin, les milliers de faits de développements spontanés du choléra et d'absence de propagation entre les personnes qui donnent des soins aux cholériques, et rapprochez ces circonstances de ce qu'en suivant la marche générale de l'épidémie et l'état sanitaire des hommes, on voit que la plupart éprouvent des étourdissements ou des faiblesses passagères, des ballonnements et des borborygmes dans le ventre, des nausées fugitives, des coliques et de la diarrhée, avec ou sans vomissements, des cholérines, de véritables choléras, jusqu'au choléra foudroyant, et si, avec toutes ces particularités, vous voulez vous rappeler qu'à chaque invasion de cette épidémie, des épizooties diverses ont été signalées, vous serez d'accord avec moi qu'on ne peut ne pas admettre une cause générale, quelle qu'en soit l'origine, l'essence ou la nature, et qu'alors la contagion n'a plus de raison d'être.

La cause générale du choléra, dont nous nous accordons tous à reconnaître l'existence, prend son origine, selon toutes les relations, aux embouchures des grands fleuves de l'Inde; comment admettre qu'un principe évidemment climatérique, ou peut-être provenant de l'un ou de l'autre des éléments dans lesquels nous vivons, puisse ensuite émaner du corps humain et changer, par cette voie, la constitution médicale des différents pays? Pour qui a l'habitude de méditer sur les rapports des effets et des causes, ceci paraît complètement inadmissible.

Ceux de vous, Messieurs, qui ont bien voulu lire mon mémoire sur *la contagion dans les maladies* reconnaîtront, dans tout ce qui précède, l'application des principes qui y sont développés. Un de nos savants collègues m'a dit un jour, à propos de ce travail, qu'il ne l'a pas tout-à-fait convaincu que c'était un travail de cabinet. Travail de cabinet ou non, la question n'est pas là. Tout ce qui se publie, je pense, est travail de cabinet. L'essentiel est de dire la vérité. Un général d'armée peut tourner une forteresse sans nuire à ses opérations ultérieures, la construction et la défense d'une place, d'un côté, les manœuvres d'une armée en campagne, de l'autre, étant œuvres et combinaisons des hommes. Il n'en est pas de même dans les sciences d'observation. Ici, quand on a eu le bonheur d'arracher à la nature un principe vrai, on ne peut ni le tourner, ni le reconnaître, parce qu'il représente un rapport nécessaire, et, par conséquent, supérieur aux forces intellectuelles des hommes. Si cette doctrine est vraie, il vous est impossible d'admettre, comme principe du choléra, un miasme contagieux, dont rien, ni dans l'expérience, ni dans l'analogie, ne démontre l'existence; s'il est encore vrai que le choléra, comme toutes les épidémies, frappe dès le début d'une manière générale, tandis que toute maladie réellement contagieuse s'insinue dans l'organisme d'une manière locale, le choléra ne peut se classer parmi les contagions, s'il est indubitable que le choléra ne s'inocule pas, comme les affections vraiment contagieuses, sa propagation ne doit être attribuée à la contagion, autrement on tombe dans des erreurs d'application, telle que l'isolement des cholériques, dont je vous démontrerai plus tard l'inconséquence.

J'arrive maintenant à ce que disent les auteurs à ce sujet. Il serait inutile de citer les opinions de tous les hommes compétents qui n'admettent pas la contagion dans le choléra. Je me bornerai donc à quelques citations prises dans les travaux, soit des auteurs étrangers, soit des nationaux.

Ainsi, le docteur Grohmann, membre du Comité de salubrité publique de Vienne, pense que le choléra n'est pas contagieux.

Les docteurs Bock et Franck, de Leipsick, qui ont été attachés à un hôpital de Varsovie, sont de la même opinion.

Le docteur Reider, de Vienne, qui a fait de l'étude des maladies épidémiques et contagieuses sa principale occupation, regarde le choléra comme purement épidémique et nullement contagieux.

Le docteur Illusac, de Jassy, dit : « Je suis con-« vaincu que le choléra ne se transmet pas par le con-« tact immédiat, et ce qui me le prouve, entre autres « chosse, c'est que, sur les douze infirmiers de l'hôpital « des cholériques, pas un seul n'a été pris de la ma-« ladie. »

Pensez-vous, Messieurs, que des médecins d'un talent incontestable, comme Dupuytren, Magendie, Chomel, Rochoux, MM. Rostan, Piorry, Gendrin, Tardieu, et presque tous les médecins attachés aux hôpitaux à l'époque de l'invasion des premières épidémies, se soient déclarés légèrement contre la contagion du choléra?

Le docteur Londe, président de la commission médicale envoyée par le Gouvernement à Varsovie, dans son rapport fait à l'Académie de médecine, après avoir examiné les faits rapportés en faveur ou contre la contagion, déclare que le choléra n'est pas contagieux, en appuyant son opinion sur l'immunité des malades blessés ou autres, mêlés dans les hôpitaux de Varsovie avec les cholériques, sur l'immunité des infirmiers, des médecins, des inspecteurs et de leurs familles, attachés au service des cholériques, sur l'exemple d'un portier mort du choléra, sans que sa femme et ses enfants, qui couchaient avec lui dans le même lit, aient été atteints de la maladie ; sur l'exemple de trois nourrices atteintes du choléra, dont deux sont mortes, et dont les nourrissons, âgés l'un de six mois, les deux autres de un an, n'ont aucunement contracté la maladie.

M. Roche qui, certes, n'est pas anticontagioniste, répond à la commission sanitaire de Nevers, au sujet de la question : Si le choléra est contagieux? de la manière suivante : « Je n'hésite pas à me prononcer « pour la négative, avec l'immense majorité des mé- « decins qui ont observé la maladie. Si le choléra- « morbus était contagieux, les médecins, les reli- « gieuses des hôpitaux, les infirmiers et les garde- « malades devraient périr dans une proportion « beaucoup plus considérable que les personnes « appartenant aux autres classes de la société. Or « cela n'est pas. Ce seul fait détruit toute idée de

« contagion. En vain, à l'appui de l'opinion con-
« traire, on cite des exemples de rues qui ont été
« ravagées par le fléau, comme s'il se fût propagé de
« maison en maison et d'étage en étage ; il est pro-
« bable que toujours, alors, une cause commune à
« tous les habitants de ces rues, appréciable ou non,
« y favorisait les progrès de l'épidémie ; tantôt la po-
« pulation en était misérable et adonnée à tous les
« vices que la misère engendre, tantôt elles étaient
« sales, étroites, humides, infectes et privées des
« rayons du soleil, etc. On s'appuie vainement encore
« de l'exemple de quelques familles qui ont été mois-
« sonnées presque tout entières par la maladie, comme
« si elle se fût transmise du père au fils et du fils à la
« mère ; les exemples nombreux des familles qui n'ont
« perdu qu'un seul membre viennent détruire les
« conséquences que l'on voudrait tirer des premiers ;
« les causes qui semblent multiplier ainsi les victimes
« dans une seule famille sont toutes morales ; c'est le
« chagrin de la perte d'un être chéri, c'est l'effroi que
« la vue d'un cholérique inspire, c'est la terreur que
« jette dans l'âme la rapidité de la mort chez quel-
« ques individus. Au reste, il est tellement évident
« que le choléra-morbus ne se communique pas par
« contagion, que les personnes étrangères à la méde-
« cine, si disposées, en général, à voir de la conta-
« gion dans toutes les maladies, sont les premiers à

« en repousser l'idée dans celle-ci. » Et plus loin :
« Les quarantaines, les cordons sanitaires et l'isole-
« ment devront être regardés comme des précautions
« inutiles. »

Je m'arrête avec les citations, car je parle devant
des hommes qui, certes, n'ignorent pas les opinions
anticontagionistes de leurs devanciers, et j'arrive à
l'analyse des travaux plaidant en faveur de la contagion
du choléra.

Les premiers arguments, exposés dans la *Gazette
hebdomadaire* par M. Jules Worms, sont que le choléra
suit les grandes routes de terre les plus fréquentées;
il a abordé les continents par leurs côtes, et a pro-
gressé avec la même vitesse que celle des moyens de
locomotion employés dans les régions qu'il envahissait.
Pour ce qui concerne le rapport entre la vitesse de la
propagation du choléra avec les moyens de locomotion, on ne pouvait employer un plus malheureux
argument. Tout le monde sait que l'épidémie de 1832
a mis dix-sept ans pour arriver de l'embouchure du
Gange à Paris. Je sais qu'à cette époque, les chemins
de fer n'étaient pas inventés, et que le choléra n'avait
pu atteler une locomotive à son char; mais dix-sept
ans de voyage supposent que la locomotion dans les
pays traversés se servait de l'attelage des tortues. Vous
savez depuis combien de temps il existait à cette
époque à Londres, avant d'arriver à Paris; fallait-il

donc des semaines entières pour venir de l'Angleterre
dans la capitale de la France ? Il est vrai que les ba-
teaux à vapeur n'étaient pas encore généralisés, et des
tempêtes dans la Manche pouvaient retarder la navi-
gation. Et, en 1849, pour ne pas le suivre de ville en
ville depuis son origine sur les bords du Gange, je
dirai qu'il a encore mis huit ans pour arriver en
France ; je ne sais à quel moyen de locomotion sa
marche peut être ici comparée.

Je vous rappellerai encore qu'au mois de juillet
1848, il était à Hambourg, en Hollande, en Belgique
et en Angleterre, et qu'il n'a paru à Paris que le
17 mars 1849, après avoir fait des ravages pendant
assez longtemps, au dépôt de mendicité de Saint-Denis, presque banlieue de Paris.

Je vous demande, Messieurs, quel rapport il y a
entre sa progression si lente et les moyens de locomotion, puisqu'à cette époque, les chemins de fer exis-
taient déjà ? Faut-il vous parler du choléra actuel
qui a régné dans le midi de la France, et du temps
qu'il a mis pour arriver dans la capitale, comme si le
chemin de fer de Lyon lui eût été interdit ? Et lorsqu'on dit qu'il suit les routes les plus fréquentées,
cela signifie qu'il attaque de préférence les grands
centres de population, où l'accumulation des hommes,
le rapprochement des habitations, la stagnation de
l'air et la réunion de tant de causes énervantes et affai-

blissantes donnent au dire de tous les auteurs plus de prise aux influences épidémiques. Mais enlevez des grandes routes, les centres de population, et vous verrez que la propagation du choléra se fera différemment. Permettez-moi encore une réflexion : quand le choléra arrive directement à Paris, en respectant les villes intermédiaires, qui peut affirmer qu'il a pris la grande route plutôt que le chemin des écoliers, surtout quand il met deux mois pour faire ce voyage de Marseille? Pour ce qui concerne l'argument qu'il aborde les continents par les côtes, je défie qui que ce soit *d'aborder* un continent autrement que par les côtes.

Vous n'attendez pas de moi l'analyse de tous les ouvrages anti-contagionistes ; les arguments et les faits qu'ils contiennent sont analogues et se répètent ; en répondant à l'un, nous répondons à tous, et c'est ici surtout que l'on peut dire : *Ab uno disce omnes*, c'est donc l'ouvrage de M. Brochard sur le choléra de Nogent-le-Rotrou que je vais prendre à partie.

L'auteur, après avoir exposé les avantages qu'ont les médecins des petites localités pour constater la contagion dans les maladies épidémiques et après une sortie contre les confrères, qui font des travaux dans le cabinet contre la contagion, réfute Martin Solon, Rochoux, MM. Rostan, Jolly, Richelot, Mêlier, Tardieu et le professeur Bonnet de Bordeaux (le choix est heureux en fait d'hommes de cabinet 1). Il ne tient compte, ni de la marche générale, ni de la rapidité de la propagation de l'épidémie, ni du grand nombre des personnes qui ont été frappées du choléra sans avoir eu de communication avec les cholériques ou sans l'avoir communiqué, ni de l'inutilité des quarantaines les plus sévères ou des lazarets, ni de l'extinction spontanée de la maladie après un temps plus ou moins long des ravages, et il décide, que le choléra est contagieux, parce que trois nourrices arrivées de Paris à Nogent-le-Rotrou, ainsi que leurs nourrissons et trois ou quatre personnes, qui ont eu des relations avec elles, ont été successivement frappées de cette funeste affection; il ne prend pas en considération cette circonstance que d'autres individus dans la même localité ont été atteints sans avoir eu de relation, d'après son propre aveu, avec les malades précédents. Il n'attribue aucune signification à ce que le choléra a éclaté à Chartres à la même époque sans que des nourrices y soient arrivées de Paris. Et il cite le fait communiqué à l'Académie de médecine, par M. Jules Guérin, d'un soldat, qui avait contracté la cholérine dans la capitale, et qui était venu atteint encore d'accidents diarrhéiques dans une contrée d'Amiens. Peu de jours après l'arrivée de ce militaire, plusieurs personnes de sa famille ou du voisinage avaient été frappées du choléra. En voilà une preuve de contagion !

M. Brochard déclare que le choléra est contagieux; mais qu'en même temps il peut régner d'une manière épidémique, et quand il s'agit de sa propagation dans Nogent-le-Rotrou l'épidémie disparaît pour faire place à la contagion. Ainsi quand on lui objecte que les quarantaines, les cordons sanitaires et les lazarets n'ont arrêté nulle part l'extension du choléra, il répond que ces institutions n'ont pas été établies contre les maladies épidémiques, et le choléra est une *épidémie;* mais lorsqu'à Nogent-le-Rotrou une personne est frappée dans une maison voisine d'un cholérique, il dit que *c'est la contagion !* Nourrices et nourrissons sortaient, en arrivant à Nogent, du même foyer; mais, tout en admettant la cause épidémique chez les uns, il voit chez les autres un fait de contagion, parce qu'ils ont été atteints quelques heures plus tard.

Lorsque M. Rostan demande pourquoi la cause épidémique, incontestable à Paris, ne peut être acceptée comme le véritable principe de propagation dans les autres localités, M. Brochard répond que la cause épidémique n'existait pas à Nogent à l'époque de l'arrivée des nourrices; seulement il ne nous éclaire pas sur ce à quoi il a reconnu que cette cause n'existait pas; lorsque, selon les règles les plus simples de la logique, on ne peut reconnaître la présence d'une cause là où il n'y a pas d'effet.

Quatre jours après les premiers décès, deux femmes, Cottereau et Pellerin, qui, au dire même de l'auteur, ne se sont pas approchées des cholériques et habitaient des quartiers séparés, furent aussi atteintes. De ces faits, M. Brochard ne tire aucun enseignement contre la contagion ; mais lorsque deux autres personnes, demeurant dans la même rue, l'une en face, l'autre dans une maison voisine, sont frappées de la maladie, ceci nous est donné comme un fait manifeste de la contagion. Vous n'attendez pas de moi, Messieurs, que je vous rapporte tous les faits concernant la propagation du choléra à Nogent-le-Rotrou, ni leurs appréciations par M. Brochard ; lui-même les résume, en disant que, dans chaque rue où éclate le premier cas de choléra, d'autres le suivent à courte échéance ; il s'abstient toujours de se prononcer sur la signification du premier, mais il relève soigneusement la signification et le caractère contagieux, d'après lui, des autres. Toujours le même raisonnement : *post hoc, ergo propter hoc!* Raisonnement erroné, s'il en fut.

Un homme descend dans un puits rempli de gaz méphitiques ; il tombe foudroyé, une, deux, trois ou quatre personnes, qui veulent lui porter secours subissent successivement le même sort. Direz-vous que c'est un fait de contagion ? Un homme tombe d'un échafaudage parce que les cordes, qui le soutenaient, se sont cassées; si deux, trois ou quatre autres le suivent encore dans sa chute, sera-ce encore par la contagion? Je sais que tout le monde me répondra que non, par la seule raison, que les causes de ces accidents sont évidentes, tandis que, ignorant complétement la cause du choléra, bien des médecins sont disposés à le croire contagieux.

Pour en revenir au travail de M. Brochard, j'y trouve que des cas d'épidémie se déclarent dans la proximité du cimetière Notre-Dame, et parce que des cholériques y ont été inhumés récemment, l'auteur y voit un fait de contagion ; il suppose que les miasmes contagieux émanent des tombes et ne rencontrant pas de mur de clôture assez élevés pour produire l'isolement, ont suffi pour infecter le voisinage, il faut vraiment être à bout d'expédients pour émettre une pareille hypothèse.

L'auteur expose encore que dans la rue Bourg-le Comte, connue par son insalubrité, la saleté des maisons, et l'accumulation des habitants, la contagion a été de 1 sur 24. Dans la rue des Tanneurs, rue large et parfaitement aérée, elle a été de 1 sur 5. Or, pour expliquer cette grande mortalité dans cette dernière rue, il dit à une autre page de son ouvrage : « Cette « proportion est effrayante ; mais l'étonnement ces-« sera, quand on remarquera que la rue des Tan-

« neurs, bordée d'un côté dans tout son cours par la
« rivière de l'Huisne, est encore traversée par un
« bras de la Rhône. On peut donc sans se livrer à une
« hypothèse trop gratuite (probablement de la conta-
« gion) attribuer en grande partie à la proximité de
« ces deux cours d'eau la multiplicité des attaques de
« choléra, qui ont eu lieu dans cette rue. » Plus loin
il dit : « Il résulte incontestablement de ce que je
« viens de dire, que pendant l'épidémie de Nogent-le-
« Rotrou, l'une des causes les plus efficaces pour faire
« naître le choléra a été le voisinage des rivières. »
Si la proximité des rivières est une cause si efficace
dans la conclusion de l'auteur, pour faire naître le
choléra à Nogent-le-Rotrou, pourquoi avoir cherché
d'expliquer chaque cas *en particulier* par l'action de
la contagion?

M. Brochard citant des faits observés par lui-même
ou rapportés par d'autres auteurs, où il n'est pas possible d'admettre la contagion, dit que ces faits trouvent leur explication dans la marche spontanée et
épidémique du choléra, et il y voit la preuve que le
choléra ne se transmet pas toujours. « La contagion,
« dit-il, n'a rien à faire là. Mais si ces faits ne prou-
« vent rien en sa faveur, ils ne prouvent rien contre
« elle. Deux faits exacts peuvent exister simultané-
« ment et marcher parallèlement l'un à côté de l'au-
« tre, mais ils ne peuvent se détruire. Comme chaque

« fait possède sa valeur, qui lui est propre, toutes les
« observations, dans lesquelles on a vu le choléra se
« déclarer dans une localité par le fait seul de l'in-
« fluence épidémique n'infirment en rien celles dans
« lesquelles l'importation a été évidente. Elles prou-
« vent seulement que le choléra a un double mode de
« propagation, l'influence épidémique et la conta-
« gion. » Tout ce qui vient d'être dit par le savant
confrère de Nogent-le-Rotrou prouve, qu'on peut être
médecin d'une petite localité et fort mal raisonner. La
longue citation précédente nous montre que M. Brochard ne sait même pas distinguer le fait de l'explication; quand je dis : la terre accomplit en 365 jours
la révolution dont résultent les saisons, et puis, le
soleil se couche à l'ouest et se lève à l'est, ce sont des
faits, lesquels étant exacts, ne se détruisent pas.
Admettez maintenant que l'on vienne vous dire : le
premier fait résulte de ce que la terre tourne autour
du soleil, et le second vient de ce que le soleil tourne
autour de la terre; ce sont des explications, lesquelles
étant contradictoires et inexactes se détruisent. Personne ne conteste que trois nourrices arrivées de
Paris et d'autres personnes, qui ont eu des relations
avec elles aient succombé aux attaques du choléra à
Nogent-le-Rotrou; M. Brochard et les autres contagionistes ne contestent pas non plus qu'il existe des
milliers de faits où l'on ne peut trouver aucune filia-

tion ni dans l'invasion ni dans la propagation du choléra, voilà deux ordres de faits exacts, qui peuvent
marcher parallèlement ensemble, c'est-à-dire qu'on
peut être frappé de cette maladie en ayant des relations avec les cholériques ou en ne les ayant pas.
Nous nous trouvons donc en opposition, non pas en
présence des faits, que nous admettons les uns et les
autres, mais en présence d'une double explication,
admettant tantôt la cause épidémique, tantôt la cause
contagieuse pour la même maladie, c'est-à-dire tantôt la révolution de la terre autour du soleil, tantôt la
révolution du soleil autour de la terre. Comment
admettre, en effet, qu'une maladie ayant la même
origine, étant de la même nature, offrant la même
marche, la même terminaison et la même cause générale, *ne pouvant jamais s'inoculer*, puis être tantôt
épidémique, tantôt contagieuse, dans le seul but de
justifier une hypothèse des contagionistes.

Je reconnais que le choléra, étant enveloppé d'un
profond mystère sous beaucoup de rapports, il nous
est impossible de suivre son évolution par expérience;
les principaux moyens de pénétrer sa filiation sont
l'observation, et surtout le raisonnement. Aussi, je ne
crois pas me montrer trop exigeant en vous demandant de prouver, au moins par analogie, la probabilité
des deux modes de propagation, que, jusqu'à plus
ample informé, je déclare incompréhensibles.

Déjà, **M.** Joly avait dit : « Le choléra est ou n'est
« pas contagieux ; la loi est une et immuable pour
« toutes les localités, elle ne peut souffrir d'exception,
« ni pour telle région, ni pour tel département, ni
« pour telle commune. » M. Brochard ne pense pas
ainsi : « Cette assertion, dit-il, est fausse; il n'existe
« pas, en effet, de maladie essentiellement et toujours
« transmissible. La peste, la variole, la rougeole, se
« transmettent-elles donc inévitablement toujours ? »
Que M. Brochard me permette de lui dire que si quelque chose est faux ici, c'est son assertion. Il a le premier
tort de confondre les maladies épidémiques qu'il cite
avec les maladies contagieuses comme la syphilis, la
rage, la morve, et il a le second tort d'ignorer que les
maladies contagieuses se transmettent inévitables,
quand elles sont dans les conditions réelles de l'inoculation, tandis que jamais elles ne règnent d'une manière épidémique.

Cet auteur n'est pas plus heureux quand il affirme
que souvent des parents effrayés par une épidémie de
rougeole ou de scarlatine, isolent leurs enfants, les
soustraient par tous les moyens possibles, aux influences de la contagion, et que, malgré cela, ces enfants sont atteints par l'épidémie, et que d'autres
parents ne prennent aucune précaution, laissent
leurs enfants fréquenter les maisons infectées par des
individus malades et convalescents, sans qu'il en ré-

sulte aucun mal ; cela prouve seulement que la rougeole et la scarlatine ne sont pas plus contagieuses
que le choléra ; vérité, que je me suis efforcé de
démontrer dans mon travail sur la contagion.

M. Brochard, comme tout homme qui veut défendre
une thèse insoutenable, tombe de contradiction en
contradiction. Tout à l'heure il prétendait que le choléra est une maladie épidémique et contagieuse; le
passage que je vais citer vous montrera que, pour ce
confrère, le choléra est toujours produit par le principe spécifique de la contagion. « En un mot, l'infec-
« tion seule ne peut pas produire le choléra asiatique,
« parce que la chose essentielle manque dans cette
« circonstance, et cette chose esentielle, c'est le prin-
« cipe spécifique de la maladie, qui, seul, est transmis-
« sible; c'est le germe spécial du choléra ; *c'est le prin-*
« *cipe même de la contagion.* »

Je laisse ce confrère s'accorder avec lui-même sur
cette contradiction.

A propos des exemples des mères cholériques ayant
allaité leurs enfants sans leur avoir communiqué leur
maladie, M. Brochard dit que ces observations prouvent que les médecins qui les ont citées n'ont pas vu
beaucoup de femmes atteintes du choléra confirmé ;
et c'est de Nogent-le-Rotrou qu'il nous apprend que
le choléra tarit la sécrétion laiteuse, comme il tarit la
sécrétion urinaire, et qu'une femme cyanosée est hors

d'état d'allaiter un nourrisson. D'ailleurs, continue-t-il, ce fait, s'il n'était pas inexact, démontrerait seulement que l'allaitement n'est pas un mode efficace de transmission du choléra entre les nourrices et leurs nourrissons (à moins, aurait-il dû ajouter, que ces nourrices n'arrivent de Paris à Nogent-le-Rotrou). Il croit, en outre, que, dans cette circonstance comme dans tant d'autres, la cohabitation est la cause réelle de la transmission de la maladie, comme si les nourrices de Paris ou d'ailleurs avaient leurs nourrissons à Constantinople.

Quand on prétend, enfin, que les nourrices capables d'allaiter leurs enfants ne sauraient avoir un choléra confirmé, c'est apparemment pour expliquer pourquoi elles ne leur ont pas communiqué leur maladie ; mais que signifie, dès lors, le fait de ce soldat, qui, par de simples accidents diarrhéiques, a répandu la contagion dans les environs d'Amiens ?

Lorsqu'on examine la statistique de la mortalité par le choléra selon les professions, on trouve qu'en 1832, les médecins et les étudiants en médecine sont relativement en très-petit nombre, 42 pour 3,100, ce qui fait 14 par 1,000, pendant qu'il y a eu 18,000 morts pour 800,000 habitants de Paris, c'est-à-dire 23 pour 1,000. Les pharmaciens qui, certes, ont beaucoup moins de rapports avec les malades que les médecins, comptèrent 13 décès pour 340, ou 40 pour 1,000.

Expliquer ce fait par l'influence de l'habitude des miasmes contagieux, c'est fausser du même coup la logique et l'expérience; car l'habitude n'a servi à rien à ceux qui ont succombé. Ajoutons encore qu'on ne s'habitue pas au principe de la contagion; c'est si vrai que nous engageons M. Brochard, lors même qu'il aurait fréquenté assiduement l'hôpital du Midi, de ne jamais s'exposer à une inoculation spécifique. Laissez-moi observer encore qu'au début d'une maladie prétendue contagieuse, les médecins qui n'y sont pas encore habitués devraient fournir une mortalité très considérable, ce qui est loin d'être exact.

Contestant l'objection de M. Jolly, qui dit : que s_i le choléra était susceptible de se transmettre par voie de contagion, il devrait se propager indéfiniment, M. Brochard prétend que le choléra finit comme tout finit dans ce monde. Est-ce que jamais la syphilis ou la rage ont fini ? Et qu'on ne vienne pas me dire qu'elles peuvent finir ! Car je récuse les éventualités dictées par l'imagination.

Je passe maintenant, Messieurs, au rapport de M. Buquoy ; en commençant, il fait la remarque à propos du choléra de 1853-1854 : sur 4,746 cas entrés du dehors dans les hôpitaux, il y a eu 2,705 cas de l'intérieur en y joignant les 199 cas développés dans les hospices et plus loin au sujet de l'épidémie de 1849, il y a eu sur 9,754 cas de l'extérieur 2,402 cas de l'intérieur, abstraction faite du chiffre fourni par les hospices, à cause de la grande mortalité, que présenta la Salpêtrière. M. Buquoy me permettra de lui dire que le nombre plus ou moins grand des victimes dans les hospices n'autorise ou n'empêche en rien de les ajouter aux cholériques des hôpitaux, la véritable raison, qui empêche de le faire : c'est que les hospices ne recevant pas des malades du dehors ne se trouvent pas, sous ce rapport, dans les mêmes conditions que les hôpitaux.

Entrant désormais au cœur de la question, je dirai que M. le rapporteur ressemble, comme tous les contagionistes, à une sentinelle, qui, les yeux fixés sur un point de l'horizon ne voit pas à droite et à gauche les signes et les indices, qui décèlent l'ennemi. Dire : dans les hospices, et particulièrement dans la Salpêtrière, la mortalité était effrayante, n'est-ce pas avouer :

1° Que des établissements mis en quelque sorte dans l'isolement des cholériques du dehors, ne sont pas plus épargnés que les hôpitaux : d'où l'inutilité d'isoler les cholériques ;

2° Que la différence des ravages produits dans les hospices et au dépôt de mendicité de Saint-Denis, lors de l'invasion du choléra de 1854 et de 1849 montre combien la marche de cette épidémie échappe à la contagion. Autrement, si peu de décès : 199 à une époque, une mortalité effrayante à une autre époque, et dans les mêmes établissements se trouvant dans les mêmes conditions, mis en regard de la contagion, dont les lois sont forcément identiques, devient inconcevable.

M. Buquoy trouve dans la statistique établie, sans aucune idée préconçue, par M. Blondel, qu'en 1854, il y a eu pour 4,746 cas de l'extérieur, 2,006 cas de l'intérieur et en 1849 pour 9,754 cas de l'extérieur, 2,402 de l'intérieur, et il se borne à faire cette réflexion, que les hôpitaux dans cette dernière épidémie avaient été moins maltraités; il se garde bien de relever ce fait et d'en tirer la vraie conséquence, c'est-à-dire qu'avec un foyer de contagion plus que double, il n'y a eu qu'à peu près le même nombre de cholériques; cette circonstance parle, je crois, hautement contre la contagion.

Certains contagionistes disent, que pour bien voir la filiation de la contagion dans le choléra, il faut l'envisager en grand, autrement dit, dans la marche générale; d'autres croient qu'il faut être médecin dans une petite localité ; M. Buquoy propose un troisième moyen de la saisir, c'est surtout de l'étudier à son début et à son déclin. Il est vraiment fâcheux qu'un médecin de la valeur de M. Buquoy se laisse entraîner par son imagination à de pareils arguments ; il devrait, au contraire, penser que la multiplicité des moyens pour trouver la contagion dans le choléra, dit déjà suffisamment que peut-être elle est introuvable. Je crois, d'ailleurs, que c'est à l'apogée de l'épidémie, alors que le principe contagieux, si toutefois il existe, a la plus grande activité, la contagion doit être le plus facile à constater. M. le rapporteur rappelle qu'en 1849, le choléra a commencé le 16 mars ; mais il n'obtint son entier développement qu'en mai. Or, au mois de mars, il y a eu 200 cas de l'extérieur contre 195 de l'intérieur, presque égalité ; en avril 789 cas de l'extérieur contre 306 cas de l'intérieur, réduits ainsi à moins de la moitié. Le second fait, comparé au premier, s'explique difficilement si l'on tient compte, que la contagion doit prendre une extension plus considérable à mesure qu'augmente le nombre des malades admis ; mais il devient tout naturel, si l'on reste dans le domaine de l'épidémie, et si l'on compare la population de la capitale avec celle des hôpitaux ; car l'épidémie doit frapper plus de monde dans la ville que dans le population relativement petite des établissements hospitaliers, qui se trouvent dans la même localité. Il résulte donc d_e cette comparaison, que la contagion n'a rien à faire dans la propagation du choléra. Cette conséquence sera confirmée par le relevé mensuel des cholériques décédés à domicile en 1849 et en 1832, tiré de l'ouvrage de M. Briquet :

	En 1849.	En 1832.
Mars	130	40
Avril	640	7,462
Mai	2,436	440
Juin	5,760	546
Juillet	519	1,820
Août	819	643
Septembre	670	107
Octobre	32	0

Si donc le choléra est contagieux, il manifeste son activité contagieuse au mois de mars comme 130; au mois d'avril comme 640; au mois de mai comme 2,426, et au mois de juin il atteint le chiffre de 5,760, et en avril 1832, le chiffre de 7,462, et ces deux énormes foyers de contagion ont infecté seulement en juillet 1849, 419, et en mai 1832, 440 personnes, qui forment, comme on voit, les chiffres des deux mois suivants, malgré un nombre peut-être décuple d'individus, qui ont dû être en contact avec les cholériques des mois précédents. Suivez, messieurs, la marche du fléau, dans les chiffres que je viens de vous présenter, et vous verrez, qu'il est impossible de la rattacher au principe de la contagion, à moins d'admettre que dans chaque mois le choléra n'a été contagieux que jusqu'à un chiffre déterminé. Je vous demande encore pourquoi, en 1832 et en 1849, les nombres des victimes sont à peu près égaux? La seule réponse qu'on pourrait y faire est que le choléra de ces deux années n'était contagieux que pour un nombre qui se trouve entre 18,000 et 19,000; mais cette réponse ressemblerait singulièrement à la hauteur jusqu'à laquelle la nature avait horreur du vide du temps de Galilée. Dans ce cas, l'explication vaudrait l'hypothèse.

Je pense que si M. Buquoy avait examiné la signification de la statistique que je viens de vous exposer, s'il avait médité sur le développement spontané du choléra, sur les bizarreries de sa propagation progressive, sur sa disparition spontanée de tous les pays à une certaine époque, et il n'aurait pas conclu à la contagion par la raison seule, qu'à l'Hôtel-Dieu, à Paris, 16 cas se sont développés dans l'intérieur contre 15 cholériques entrés du dehors. Il n'aurait vu dans cette circonstance qu'une chose toute simple dans un hôpital situé sur les bords de la Seine; presque tous les auteurs s'accordent à reconnaître que la proximité des cours d'eau est favorable au développement de cette épidémie. D'ailleurs, il prend le chiffre en bloc sans pouvoir même affirmer que les cas de l'intérieur se soient développés dans les salles où étaient couchés les cholériques apportés du dehors.

Un chiffre brut dans ce cas n'a aucune signification. Si je voulais tirer une conséquence d'un chiffre si minime et dépourvu de tout commentaire, je lui fournirais une proportion plus favorable encore à sa thèse. Ainsi, M. Briquet rapporte qu'en 1849, il est entré le 9 et le 14 mars deux cholériques à la Charité, et du 15 au 19 il s'est développé 8 cas dans l'intérieur contre les deux cas de l'extérieur. C'est ici que M. Buquoy devrait s'écrier : N'est-ce pas la preuve du danger de l'importation du choléra dans les salles des hôpitaux !

Mais, messieurs, ce n'est pas raisonner sérieusement que de tirer de semblables conséquences même des chiffres bruts, que je viens de vous exposer. M. le rapporteur, comme tous les contagionistes, admet une cause générale du choléra ; pourquoi veut-il que les hôpitaux soient soustraits à l'influence de cette cause, qu'on y apporte des cholériques ou non. Les habitants riches ou pauvres de la capitale ayant des contacts ou non avec les malades, sont frappés du choléra; comment entend-il que la population des hôpitaux en soit préservée? Mais examinons encore en détail le mode de propagation à la Charité d'après M. Briquet lui-même.

Le 9 mars, on apporte une femme dans la salle *Saint-Vincent*, au deuxième étage; elle meurt le 19. Le second cholérique fut un homme; il a été placé dans la salle *Saint-Ferdinand*, au dessous de la précédente, il était guéri au bout de dix jours. Ce n'est

que le 15 mars, six jours après l'entrée de la première
malade, que s'est développé le premier cas intérieur
dans la salle *Sainte-Marthe*. communiquant avec la
salle Saint-Vincent où la femme a décédé. Or, six
jours d'immunité ne disent probablement rien contre
la contagion, aux yeux de M. Buquoy, et puis la contagion ne s'étend pas sur les malades de la salle Saint-
Vincent, qui sont à sa proximité ; mais elle préfère
aller chercher sa victime dans une salle adjacente.

Le 16 mars, un second cas se déclare ; mais ce
n'est pas encore dans la salle Sainte-Marthe où était
la dernière malade, mais c'est encore dans une salle
contiguë, salle *Sainte-Rose*, salle de chirurgie. Deux
jours après, un troisième cas de choléra s'est produit
dans la même salle, mais à plusieurs lits de distance
de la malade. Le même jour, dans l'après-midi, appa-
raît un quatrième cas foudroyant dans la *salle des
hommes blessés*, de M. Velpeau, au premier étage.
Or, ne pouvant probablement faire descendre la contagion du second étage, M. Briquet, voyant celle-ci
partout, dit : que cette dernière salle touche précisément à l'une des extrémités de la salle Saint-Ferdinand, où est entré, avons nous dit, le jeune homme
du 14 mars, atteint d'une cholérine, et où la contagion n'avait pas encore donné signe de vie. Je dois
vous rappeler que ces deux salles sont séparées par
deux cloisons vitrées, entre lesquelles se trouve un

grand vestibule. Ce que M. Briquet a soin de ne pas relever.

Le même jour, un cinquième cas de choléra se déclare dans la salle *Saint-Félix*, qui communique avec l'autre extrémité de la salle Saint-Ferdinand où était couché le jeune homme guéri d'une cholérine. Un sixième cas se manifeste au second étage, salle *Saint-Joseph*, qui avoisine la salle Saint-Vincent, où se trouve encore la première cholérique, et ainsi de suite pour ces huit cas de l'intérieur, les cholériques ne communiquaient leur maladie aux personnes de la salle où ils étaient couchés, mais bien le miasme contagieux allait se promener et choisir ses victimes dans les salles voisines.

Voila un de ces tours que fait très souvent le miasme contagieux à ses partisans, mais ceux-ci alors tourmentent ces tours et cherchent par toute espèce d'explications à les faire rentrer au bercail de la contagion. Autre est le procédé de M. Jules Worms : ne pouvant probablement amener ces faits à récipiscence, il déclare tout simplement que les huit cholériques dont nous venons de parler étaient placés, *près de l'un des deux individus venus de la ville !* Du reste, je regrette que le temps ne m'ait pas permis de vous présenter une analyse du récent travail de cet érudit confrère, et de vous en faire voir toutes les inconséquences.

Ainsi, Messieurs, lorsque les hommes n'ont aucune base réelle pour leurs raisonnements, ils se laissent aller au cours libre de leur imagination ; et alors, ni la longueur du temps entre les attaques, ni la distance entre les personnes successivement frappées, ni la spontanéité dans les manifestations générales, ni l'absence d'un principe contagieux, ni le commun accord sur l'existence d'une cause épidémique du choléra, ni aucune autre circonstance, ne peut les arrêter dans leur hypothèse, et avec leur idée fixe de la contagion ils en voient partout les preuves.

Enfin, M. Buquoy, fidèle à son opinion, qu'on observe la contagion au début et au déclin de l'épidémie, demande l'isolement des cholériques, surtout au début et à la fin du choléra, en faisant entendre qu'à l'apogée de cette maladie, il y a moins de danger de mettre les cholériques dans toutes les salles, parce qu'alors la population des hôpitaux aura diminué. Singulière raison, pour un médecin croyant à la contagion : ou le choléra est contagieux, ou il ne l'est pas ; dans le premier cas, il n'est pas plus permis d'exposer à la mort un petit qu'un grand nombre de personnes; il faut, au contraire, isoler les cholériques précisément lorsque la maladie est dans sa plus grande activité; dans le second cas l'isolement est inutile à toutes les époques du choléra.

Pour justifier l'isolement à la fin de l'épidémie,

M. Buquoy cite des faits qui montrent qu'au mois d'août 1849, pour 517 cas de l'extérieur, il y en a eu 379 de l'intérieur ; en septembre, pour 351 cas de l'extérieur, il y a eu 320 cas de l'intérieur ; en octobre, pour 25 cas de l'extérieur, 79 cas de l'intérieur. Comme ces chiffres ne sont pas en rapport avec les chiffres des entrées, il s'attache à expliquer cette bizarrerie, en disant que cet accroissement proportionnel des cas intérieurs vient de ce fait que les salles dites réservées aux cholériques reçoivent d'autres malades, chez lesquels le choléra se développe ; c'est, d'après lui, un argument puissant de retarder autant que possible l'occupation des lits des cholériques par des malades ordinaires, d'abord M. le rapporteur me permettra d'observer qu'il n'y a pas augmentation des cas internes, relativement aux entrées, seulement une décroisance moins rapide dans les cas de l'intérieur, que dans les cas de l'extérieur, puisque les chiffres des premiers cas comparés à ceux des mois précédents vont toujours en diminuant, ceci prouve seulement que le déclin comme le début du choléra dans les hôpitaux sont indépendants du nombre des malades venus du dehors.

L'explication de M. Buquoy disant que la disproportion entre les cas de l'intérieur et de l'extérieur au déclin du choléra, tient à ce que les individus entrés pour d'autres maladies se trouvent plongés dans un milieu où sévit l'épidémie, est juste s'il prend la stricte signification du mot *épidémie*, et alors je répète : A quoi bon l'isolement quand il n'est pas possible de se soustraire à l'influence épidémique ? Mais s'il devait entendre par là, le milieu où sévit la *contagion*, comme le font le plus souvent les auteurs contagionistes, cette signification du mot épidémie serait inconciliable avec les paroles de son rapport où il se propose de prouver que l'isolement dans les salles spéciales n'a pas créé de foyers d'infection.

Maintenant pour me résumer, voilà mes dernières : . réflexions.

1° Le choléra n'est pas contagieux.

2° Les preuves données jusqu'à présent en faveur de la contagion du choléra ne sont que des assertions et des explications dictées par l'imagination des contagionistes.

3° Demander l'isolement des cholériques sans pouvoir nier que le choléra dépend d'une cause générale, je prétends qu'il y a *contradiction*.

4° Si malgré l'isolement dans les hôpitaux; le choléra a fait des victimes dans les différentes salles, l'espoir que faisait naître la séparation a été *une erreur*.

5° Croire que le choléra est contagieux, admettre que chaque malade devient un foyer d'exhalaisons miasmatiques, puis rassembler les cholériques dans

une même salle pour qu'ils s'infectent réciproque-
ment me paraît une *véritable inconséquence.*

Autant vaudrait maintenir dans une atmosphère
d'acide carbonique, d'hydrogène arsénié, ou du chlo-
roforme des hommes succombant à l'inhalation de ces
gaz. Autant vaudrait faire mordre par un chien
enragé un homme menacé d'hydrophobie.

Heureusement pour l'humanité et pour les cholériques, que ces contradictions, ces erreurs et ces
inconséquences n'existent pas dans ce qui s'accomplit au sein de la nature ; elles ne se trouvent que
dans la manière, dont les hommes raisonnent et envi-
sagent les choses et les phénomènes de ce monde : il
en résulte toujours cette consolation que, si le vers
du poëte latin :

Video meliora et pejora sequor,

est vrai pour ce qui concerne les relations sociales des
hommes, le sens doit en être interverti quand il s'agit
des médecins, et il faut alors dire :

Video pejora et meliora sequor,

puisqu'ils croient à la contagion du choléra et agis-
sent comme s'il n'était pas contagieux en réunissant
les cholériques ensemble dans la même salle.

FIN